INSTRUCTION

SUR LES MEILLEURES

DISPOSITIONS HYGIÉNIQUES

A ADOPTER

DANS L'ÉTABLISSEMENT DES HOPITAUX ET DES HOSPICES;

SUIVIES D'UN PROJET D'HOPITAL DE SOIXANTE LITS;

Par M. L. de Lamothe,

INSPECTEUR DU SERVICE DES ENFANS-TROUVÉS ET DES ÉTABLISSEMENS
DE BIENFAISANCE DU DÉPARTEMENT DE LA GIRONDE,

Membre de l'Académie royale des sciences, belles-lettres et arts de Bordeaux, de la Commission
des monumens historiques du département, etc.

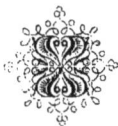

BORDEAUX,

IMPRIMERIE DE BALARAC JEUNE, RUE DU TEMPLE, 5,

ANCIEN HÔTEL DE MALTE.

—

1844.

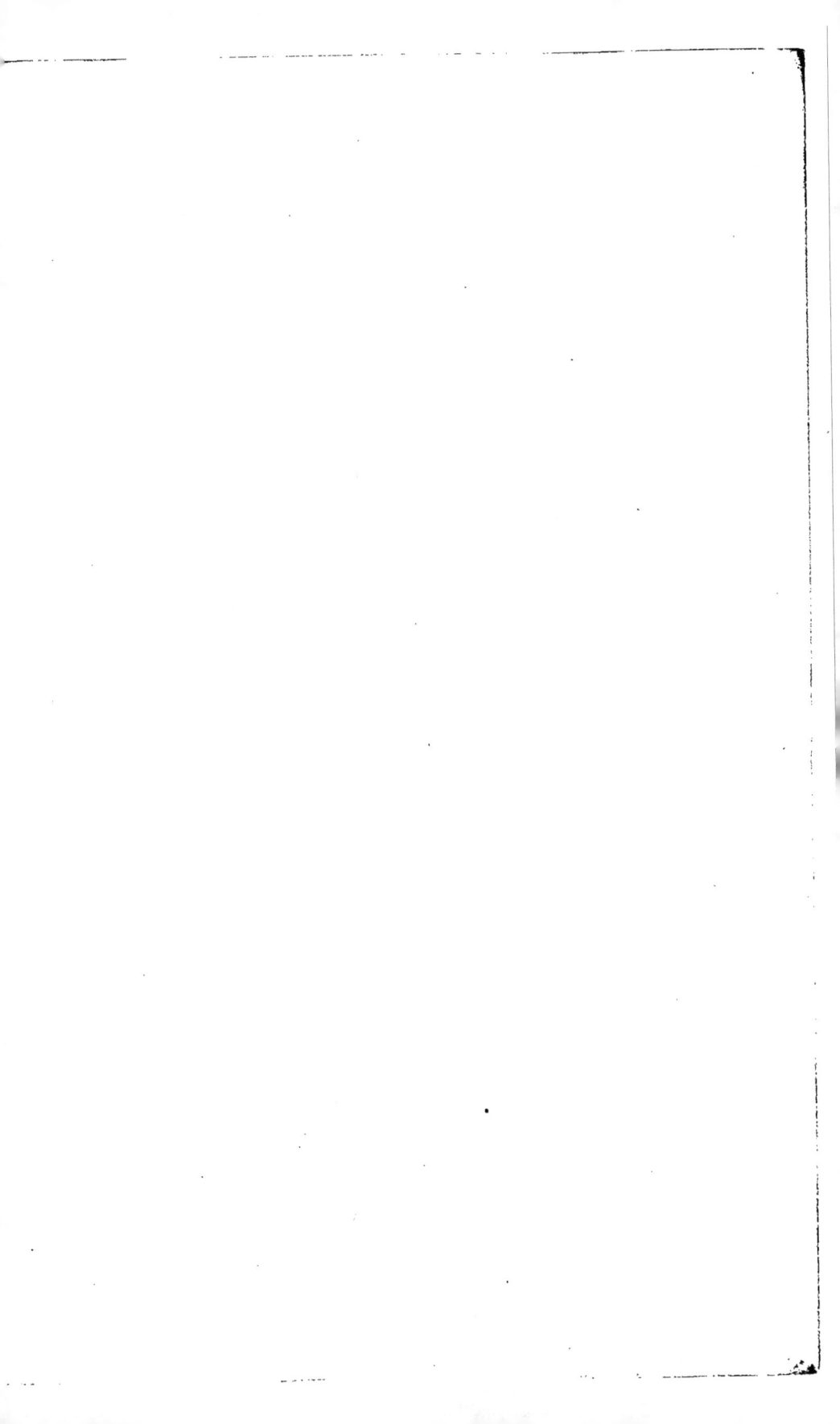

Tc^{45}_3

INSTRUCTION

SUR LES

DISPOSITIONS HYGIÉNIQUES

DES HOPITAUX ET DES HOSPICES.

INSTRUCTION

SUR LES MEILLEURES

DISPOSITIONS HYGIÉNIQUES

A ADOPTER

DANS L'ÉTABLISSEMENT DES HOPITAUX ET DES HOSPICES ;

SUIVIES D'UN PROJET D'HOPITAL DE SOIXANTE LITS ;

Par M. L. de Lamothe,

INSPECTEUR DU SERVICE DES ENFANS-TROUVÉS ET DES ÉTABLISSEMENS
DE BIENFAISANCE DU DÉPARTEMENT DE LA GIRONDE ,

Membre de l'Académie royale des sciences, belles-lettres et arts de Bordeaux , de la Commission
des monumens historiques du département, etc.

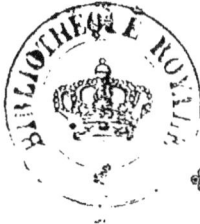

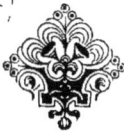

BORDEAUX,

IMPRIMERIE DE BALARAC JEUNE ,

RUE DU TEMPLE , 7.

——

1844.

INSTRUCTION

SUR LES DISPOSITIONS HYGIÉNIQUES

DES HOPITAUX.

———— ◄◆►————

Depuis plusieurs années, les règles de l'hygiène sont devenues on peut dire familières au plus grand nombre d'architectes : aussi, les constructions qui s'élèvent, principalement dans
les grandes villes, offrent-elles les conditions de salubrité que
demande la médecine. Dans les campagnes, ce progrès ne pénètre encore que bien lentement. Répandre l'instruction primaire
est sans doute le meilleur moyen de hâter ces améliorations si
désirables : à mesure qu'elles s'éclairent, les populations deviennent en effet plus exigeantes; elles réclament bientôt un confor-
table que l'on apprend presque toujours en même temps à connaître et à apprécier, et les habitations seront certainement le premier objet qui ressentira l'effet de ce besoin de bien-être maté-
riel.

Mais si l'on doit laisser au progrès du temps et aux sages conseils des architectes l'amélioration des habitations rurales, il
n'en est pas de même des établissemens publics, de ceux surtout
que l'humanité a ouverts pour le soulagement des maladies des
classes inférieures de la société; ceux-là devraient toujours présenter en application les derniers progrès de la science. Cependant,
les divers hôpitaux que nos fonctions nous appellent à inspecter,
pèchent presque tous sur quelque point essentiel de l'hygiène :
les conditions d'air, de lumière, de chaleur n'y sont pas toujours réunies; ils n'offrent donc pas toutes les chances possibles
de guérison; ils ne remplissent dès lors qu'imparfaitement leur
but. Nos rapports particuliers à l'autorité ont signalé ces vices;
nous n'avons pas à indiquer ici les améliorations que réclame
chacun de ces établissemens en particulier; mais nos études nous

ayant porté à rechercher les meilleures conditions d'établissement
des hôpitaux, au point de vue en même temps architectural et
hygiénique, il nous a semblé qu'il y avait encore aujourd'hui
à donner une instruction claire et précise, qui mit en lumière
les préceptes à observer dans les constructions de cette nature,
qui réunit des conseils épars dans beaucoup de livres, et qui
montrât comment ils peuvent être appliqués.

Tel est le but de ce travail, qui présentera deux parties : la
première résumera les règles d'hygiène que l'architecte appelé à
dresser un projet d'hôpital ne doit jamais perdre de vue ; nous
étudierons les changemens que doivent présenter les divers hospices, suivant leur nature spéciale; après avoir parlé du bâtiment,
nous examinerons à quelles conditions doit satisfaire un mobilier
convenable ; enfin la deuxième partie de ce travail sera un projet
d'hôpital dressé d'après ces instructions. Nous avons pensé qu'il
y avait plus d'utilité à prendre pour modèle, dans cette dernière
partie, un petit établissement qu'un vaste. Ceux-ci sont plus souvent confiés à des hommes habiles, à qui nos écrits n'apprendront
rien ; leur budget permet d'y apporter facilement les améliorations réclamées, tandis que les petits hôpitaux, privés de toutes
ces heureuses conditions, restent souvent comme preuves de la
lenteur avec laquelle le progrès pénètre dans tous les sens.

1° PRÉCEPTES D'HYGIÈNE. — § Ier. *Du bâtiment.*

Assiette. — Les meilleures dispositions intérieures, les soins
les mieux entendus prodigués aux malades, tout cela devient
inutile, si l'emplacement de l'hôpital n'a pas été convenablement
choisi. Ces conditions d'assiette sont devenues en quelque sorte
vulgaires, tant elles ont été fréquemment répétées ; leur importance ne permet pas cependant de les passer sous silence.
MM. Terme et Monfalcon les ont parfaitement bien résumées, à
propos du service des enfans trouvés (1) ; nous leur empruntons
ce passage de leur livre :

« L'hospice doit être placé, autant que le permettent les localités, sur un terrain sec, bien aéré, éloigné des lieux humides ou
insalubres, isolé le plus possible des maisons voisines, bien
exposé dans toutes ses parties aux rayons du soleil, et situé dans

---

(1) *Histoire morale et statistique des enfans trouvés.* — Paris, 1837.

la direction de l'est à l'ouest. Il ne faut pas qu'il soit entouré d'édifices plus haut qu'il ne l'est lui-même. Il importe beaucoup de l'abriter contre le vent du nord et de ne point disposer de salles dans cette direction ; ce qui est plus essentiel encore, c'est que l'établissement ne soit point entouré d'habitations et situé dans une rue étroite et très-peuplée. Rien ne convient moins à ces hospices que l'intérieur des grandes villes, formé de hautes maisons encombrées d'habitans jusqu'au sommet, et séparées par des rues tortueuses et sombres, dont une boue permanente et diffluente couvre le pavé. Un hôpital qui serait placé sur une colline et largement pourvu d'eau, présenterait des conditions très-favorables à la conservation des enfans ; tous devraient être entourés de plantations d'arbres, de places, ou au moins de rues d'une grande largeur, et présenter dans leur intérieur des cours spacieuses. L'une des conditions les plus désirables, c'est la proximité d'un grand cours d'eau, d'un fleuve par exemple ; la salubrité de l'atmosphère y gagne beaucoup, et le blanchissage du linge y trouve une commodité inappréciable. »

En résumé, nous croyons que l'on peut dire : Fuyez les bas-fonds, où l'air a peu de mouvement, se renouvelle difficilement, où la terre, une fois humidifiée, conserve long-temps l'eau dont elle est imprégnée, et communique à l'air ses propriétés, pernicieuses même pour l'homme en bon état de santé. Sur le sommet d'un coteau, où l'air est vif et sec, où il se renouvelle facilement, tous ces inconvéniens disparaissent ; mais il faut bien dire aussi qu'il est souvent difficile de s'y préserver du froid en hiver. Une situation à mi-côte, abritée par un coteau, rafraîchie par un cours d'eau, sera pour nous celle qui réunira les meilleures conditions.

Dans toutes les positions, mais en pays de plaine surtout, il faut chercher à s'abriter, par quelques touffes d'arbres inodores, contre les vents auxquels sont liés les temps pluvieux. Que le bâtiment ne soit donc jamais, s'il est possible, exposé de ce côté ! L'exposition au midi et à l'est permet au contraire aux rayons bienfaisans du soleil de venir assécher le bâtiment et d'en renouveler l'air.

Un canal souterrain, dont le courant serait assez fort pour entraîner les immondices, ajouterait beaucoup aux avantages de la position.

Enfin, avant de déterminer le choix d'un emplacement, on examinera la qualité des eaux, le caractère des terrains environnans ; on recherchera si l'air n'est pas vicié par quelque exploitation insalubre ou d'une incommodité fâcheuse.

Disposition extérieure.— « La forme carrée, a dit une commission de l'Académie des sciences de Paris (1), a l'inconvénient que les salles rentrent les unes dans les autres, et que les croisées des angles sont trop voisines ; lorsqu'elles sont ouvertes, l'air infecté peut passer facilement d'une salle dans une autre. La direction des salles en rayons est dans le même cas ; les croisées sont trop voisines en rapprochant du centre, et la forme circulaire des galeries où elles aboutissent n'est pas la plus favorable au renouvellement de l'air vicié. D'ailleurs, ces rayons, dirigés à tous les points de la boussole, ont tous des expositions différentes ; or, parmi ces expositions, il y en a une meilleure, qui, dans un édifice construit pour un hôpital, doit être la seule employée. Les salles assemblées en croix ont les mêmes inconvéniens que les formes carrées ; ces salles s'enfilent et communiquent trop directement. On peut sans doute en renouveler l'air au moyen d'un dôme placé au centre, qui sert de ventilateur, comme l'a proposé M. Petit en 1774, et rendre, comme lui, ce ventilateur plus actif par le feu ; mais, quelque utilité que puisse avoir le ventilateur, il vaut encore mieux n'en avoir pas besoin. Nous croyons que la disposition la plus salubre pour les hôpitaux serait celle où chaque salle, si cela était possible, formerait un hôpital particulier et isolé ; mais ce qui n'est pas praticable sans une grande dépense, quant aux salles, le devient quant aux bâtimens. Au lieu d'enfermer une cour par trois ou quatre corps-de-logis, on peut les développer, les isoler, les espacer. Nous proposons que ces bâtimens soient des parallèles, auxquels on donnera la longueur qu'on voudra, et que nous supposons ici de 110 à 120 toises ; ces parallèles seront espacés par des cours de la même longueur, et larges de 20 à 30 toises, qui formeront de vastes promenoirs. Nous proposons de diriger ces bâtimens de l'est à l'ouest, afin que les croisées donnant du nord au midi,

---

(1) Extrait du registre de l'Académie royale des sciences, du 22 novembre 1786; rapport des commissaires chargés par l'Académie de l'examen du projet d'un nouvel Hôtel-Dieu ; par J. Sylv. Bailly. Paris, imprimerie royale, 1786, in-4°.

le vent du nord puisse rafraîchir ces salles pendant l'été,
et fournir le moyen de sécher les planchers quand on les a lavés,
et parce que l'exposition au midi, en offrant d'autres moyens de
sécher, procure aux malades un jour qui leur est toujours agréa-
ble, et une chaleur qui leur est souvent nécessaire. L'excès de
cette chaleur est rare dans nos climats, et il est par conséquent
d'autant plus facile d'y remédier. »

Ces dernières lignes semblent poser un précepte contradictoire
avec celui donné par MM. Terme et Monfalcon : ceux-ci ont
recommandé de ne pas disposer les salles dans la direction du
vent du nord, et l'Académie des sciences juge au contraire cette
disposition convenable. Entre ces principes diamétralement op-
posés, nous croyons qu'il ne faut exclure d'une manière absolue
aucune orientation ; que le vent du nord, qui pourrait fatiguer
des salles de malades dans une position élevée cessera d'être
défavorable, si l'hôpital est sur le penchant d'un coteau qui
s'incline au sud, s'il est abrité par des touffes d'arbres. Enfin
chaque cas doit être l'objet d'une solution particulière.

Il nous semble aussi possible d'atténuer les inconvéniens de
la forme carrée proscrite par l'Académie, et qui offre cependant
de grands avantages pour un petit hôpital, en isolant les quatre
côtés du bâtiment, et en ne les liant que par des passages couverts pour la facilité du service.

Écoulement des eaux pluviales. — L'emplacement déterminé,
le bâtiment doit être établi en vue d'être soustrait à toute cause
d'humidité. L'humidité, a-t-on dit, est un des plus grands fléaux
des hôpitaux, et on ne saurait prendre trop de mesures pour s'en
préserver. Ainsi on cherchera à déterminer l'écoulement des
eaux naturelles, de manière qu'elles soient toujours éloignées des
murs. Le plancher du rez de chaussée devra être élevé d'un
mètre au moins au-dessus du sol, et les salles des malades,
s'il en est établi à cet étage, seront sur voûtes ; les caves seront
ventilées par de larges et nombreux soupiraux ; un second courant d'air établi sous le plancher ajoutera encore à la salubrité
de l'habitation.

Cependant, même après ces précautions, il ne faut pas croire
qu'on se trouve placé à l'abri de l'humidité. Par l'effet de la
capillarité, cette humidité s'élève constamment dans les murs.
Voici le procédé indiqué par M. Polonceau, inspecteur des ponts-

et-chaussées, dans le but de corriger ce vice des habitations (1) :

« Les enduits hydrauliques et autres procédés employés jusqu'à ce jour pour remédier à ce mal, ont presque toujours été sans succès, parce que ces moyens ne détruisent pas la cause, et ne sont en réalité que des palliatifs ; ils peuvent seulement empêcher la communication de l'humidité des murs avec les lambris et les tentures ; mais l'habitation n'en est pas réellement assainie, et, comme l'humidité reste dans le corps des murs et qu'elle y est seulement enfermée, il arrive souvent que retenue entre des parois de plomb ou d'enduits imperméables et ne pouvant s'échapper latéralement, elle continue à monter dans les étages supérieurs, dont la température plus élevée favorise encore l'effet de la capillarité.

» Un moyen infaillible de prévenir cet inconvénient consiste à étendre sur tous les murs de fondation, arrasés avec soin, un peu au-dessus de la surface du sol, une couche de bon bitume. Elle arrêtera entièrement l'effet de la capillarité et de l'ascension de l'eau.

» Ce moyen n'est pas facile à appliquer aux maisons déjà construites ; cependant il peut encore s'employer en reprenant les murs successivement en sous-œuvre, par sections de peu d'étendue. Cette opération, bien que coûteuse, est cependant encore bonne à appliquer aux maisons importantes que l'humidité rend malsaines ou trop désagréables, parce que c'est le seul remède véritablement efficace, quand le mal est dû aux infiltrations ascendantes de l'humidité du sol ; quand elle est due à des plâtres salpêtrés, la couche horizontale de bitume ne suffirait pas pour y remédier.

» Les enduits bitumineux étendus horizontalement sur les murs de fondation des bâtimens ne coûtent que 2 fr. 25 c. le mètre carré.

» On peut encore employer le bitume au dallage des pièces de rez-de-chaussée et pour les caves où l'on craint l'humidité, en les exécutant en bitumes durs et bien granités.

» On n'a à redouter aucune odeur, et l'on prévient par là l'insalubrité et la pourriture des meubles, des tonneaux. »

On atténuera encore considérablement les effets de l'humidité,

(1) *Revue de l'Architecture et des Travaux publics*, 1841.

en faisant bitumer ou tout au moins paver et cimenter le sol sur
un espace de deux mètres autour du bâtiment , en pratiquant des
crépissages assez fréquens pour ne pas laisser de vides entre les
joints des pierres. On n'omettra pas non plus de réunir les eaux
pluviales dans des canaux sur le bord des couvertures, et de les
conduire par des tuyaux de descente jusqu'au sol , loin du pied
des murs.

« Il importe beaucoup, dit une instruction rédigée, sous la date
du 5 septembre 1831, par M. de Gisors , membre du conseil des
bâtimens civils , que les murailles des corps-de-logis destinés à
l'habitation et aux infirmeries aient assez d'épaisseur pour que
ni l'extrême chaleur ni l'extrême froid ne puissent les pénétrer.
Ces murailles doivent être construites avec le plus grand soin ,
afin que la vermine ne puisse y former aucun repaire. La moindre
épaisseur que l'on doive donner à ces murs est d'un demi-mètre:
Cette épaisseur est insuffisante , lorsqu'ils doivent être construits ·
en petits matériaux , tels que cailloux ou petits moellons mal ·
gisans. Ces mêmes murs doivent toujours être enduits à l'intérieur des salles. Les pans de bois doivent être proscrits pour les
constructions extérieures de ces·salles. »

Salles. — Certaines dispositions sont essentielles pour la salubrité ; d'autres sont uniquement commandées pour la commodité du service. Occupons-nous d'abord des premières.

1° Salubrité des salles. — Après l'humidité , l'air vicieux est
l'ennemi qu'il faut le plus redouter dans un hôpital: Que jamais
donc le bâtiment , ou tout au moins la partie du bâtiment qui
renferme les salles de malades, ne soit double! Les salles devront
être isolées les unes des autres ; celles d'un même étage ne com-
muniqueront que par un passage couvert , si elles sont rangées
parallèlement , ou par un vestibule commun , si on adopte un
plan rayonnant.

La hauteur des salles ne sera jamais moindre de quatre mètres.

La dimension à donner aux salles , ou le nombre de lits que
l'on pourra sans inconvénient réunir dans une pièce , en laissant
entre eux un espacement que nous ferons plus tard connaître ,
a été le sujet de beaucoup d'observations. Il a existé des salles qui
renfermaient autrefois jusqu'à deux cents malades. Tenon pense
qu'on ne doit pas placer plus de vingt à vingt-quatre malades
dans une pièce ; mais on s'écarte souvent dans la pratique de ces

chiffres. A Bordeaux, les salles de l'hôpital Saint-André renferment chacune quarante lits, et on n'a remarqué aucun mauvais effet de cette disposition.

Le nombre de malades à placer dans une salle étant connu, il est facile d'établir ses dimensions. D'après les travaux de l'Académie des sciences, les expériences et les calculs de Lavoisier, de Tenon, de Guiton-Morveau, de Carmichael Smith, de Hœberl, un malade doit avoir à respirer 52 mètres cubes d'air pur, et un convalescent 48 mètres cubes (1).

D'après des expériences plus récentes, ces volumes d'air nécessaire ont été singulièrement réduits. « Si le même air ne doit être respiré qu'une seule fois, dit M. Peclet (2), la quantité d'air nécessaire à un seul individu est pour une heure de 787 centimètres cubes, et pour vingt-quatre heures, de 18 mètres 88 centimètres cubes. Si l'on ne voulait pas user pour la respiration l'air saturé par la transpiration cutanée, il faudrait dans les mêmes conditions et pour le même temps 166 mètres cubes; mais, d'après cet auteur même, c'est là une limite extrême qu'il est rarement nécessaire d'obtenir. » Les premiers chiffres (18 m. 88) peuvent donc être pris pour base. L'administration de la guerre paraît les avoir adoptés, puisque le règlement pour le service des hôpitaux militaires du 1er avril 1831 ne demande, article 866, que 20 mètres pour chaque malade fiévreux ou blessé, et 18 mètres pour chaque galeux, vénérien ou convalescent; mais ce volume, suffisant en thèse générale, nous paraît nécessiter l'adoption de moyens faciles pour renouveler fréquemment l'air des salles. Elles devront être disposées de manière qu'on puisse y établir facilement des courans d'air.

La meilleure disposition est sans contredit la suivante, indiquée par M. de Gérando (3) : les ouvrir à leurs deux extrémités par une galerie ou un vestibule dans lequel circule l'air extérieur; avoir des deux côtés, sur leur longueur, des croisées larges et élevées.

Les planchers sur tête sont très-défectueux; les inégalités que présentent les chevrons permettent aux gaz d'y trouver un repos fâcheux; les plafonds sont bien préférables, et les voûtes offrent

---

(1) De Gérando, de la Bienfaisance publique.
(2) Traité du Calorique et de ses applications.
(5) Loc. cit.

encore des avantages plus grands. Les fenêtres s'élèveront le plus possible, afin que l'on puisse chasser facilement les gaz auxquels leur légèreté a donné un mouvement ascensionnel.

Quant aux planchers, plusieurs médecins les proscrivent, et préfèrent les carreaux aux planchers, les dalles aux carreaux.

Les dalles et les carreaux, disent-ils, se lavent plus aisément, sèchent plus vite, et ne s'imprègnent pas des miasmes putrides aussi aisément que le bois. Mais tous les auteurs ne sont pas d'accord sur cette préférence donnée aux carreaux et aux dalles. Pour nous, indépendamment de l'avantage bien évident et incontesté que nous trouvons aux planchers d'être plus chauds, il nous semble que l'on peut leur donner presque au même degré les qualités que l'on trouve aux carreaux, en les imprégnant d'une couche d'huile bouillante qui pénètre bien les pores du bois, et en durcisse le tissu. Si un jour les procédés de M. Boucherie, pour la conservation du bois, présentent une application facile, nul doute que cette matière offrira alors des avantages qui ne permettront plus le parallèle.

« Les salles, dit M. de Gisors dans l'instruction précitée, doivent être planchéiées au moins dans la surface occupée par les lits ; celles pratiquées aux étages supérieurs peuvent être carrelées. Les salles qui se trouvent immédiatement au-dessous des combles doivent en être séparées par un plancher plafonné. S'il y a nécessité absolue de pratiquer des dortoirs dans les combles eux-mêmes, les entrevous du chevronnage doivent être hourdés plein, ou au moins cintrés par des augets à faire, soit en plâtre, soit en mortier. Ces précautions ont pour objet de rendre ces combles moins chauds en été et moins froids en hiver ; ils doivent être lambrissés et bien enduits. »

Lorsque les malades sont ainsi placés dans plusieurs étages superposés, les salles des étages supérieurs deviennent progressivement moins salubres, par l'effet de l'ascension des vapeurs méphytiques : aussi devra-t-on faire en sorte de ne jamais placer des malades dans un deuxième étage, au-dessus du rez-de-chaussée.

« Dans l'hôpital de Saint-Louis, à Turin, dit M. de Gérando, on a ménagé derrière le lit de chaque malade une sorte de porte qui s'ouvre et se ferme à volonté. Lorsque le malade est appelé à subir une opération, lorsqu'il vient à mourir, et dans toutes les occasions où il convient, soit de le déplacer, soit de le dérober à la vue de ses compagnons de souffrances, le lit, porté par des roulettes, est retiré par cette ouverture dans un corridor contigu, et de là conduit au lieu opportun, sans que les voisins s'en aperçoivent; un rideau suspendu au plafond sert de voile pour cette opération. »

On augmenterait l'utilité de semblables galeries, en disposant les chaises de malades de manière à pouvoir être vidées extérieurement. On sait que c'est ce qui se pratique dans le système cellulaire des prisons, où chaque prisonnier doit avoir un siége de latrines.

2° Dispositions de simple commodité.— Après les conditions de salubrité, viennent celles de commodité du service, auxquelles il n'est guère moins indispensable de satisfaire. Voici les plus importantes, posées par Tenon :

1° Que les serviteurs soient à portée des malades et ne les perdent pas de vue ;

2° Que les malades en état de se rendre quelque service aient près d'eux les pièces de desserte à leur usage, afin qu'ils ne puissent se fatiguer, ou qu'ils ne soient pas dans le cas de se morfondre en les allant chercher ;

3° Que les départemens sains, dont on tire les objets de première nécessité et d'un usage journalier, soient près des salles, et qu'on y aille à couvert ;

4° Que les départemens et les pièces de desserte où l'on retire les objets malsains en soient à une distance suffisante, pour qu'ils ne puissent pas étendre leur insalubrité jusqu'aux salles ;

5° Que les départemens, les emplois, les pièces de desserte se succèdent tellement, que le service des uns, se liant avec celui des autres, facilite les secours, ménage la peine, la santé des serviteurs ;

6° Que tous les départemens d'où il peut sortir un bruit nuisible soient écartés des salles.

M. de Gérando donne à peu près les mêmes conseils. Il recommande de placer les dessertes à la portée de chaque salle, sans qu'elles gênent les issues ou qu'elles mettent obstacle, soit à la circulation de l'air, soit à l'accès de la lumière ; que les départemens soient séparés des salles, et quelquefois même situés dans des bâtimens distincts ; que les serviteurs soient logés à portée des salles des malades, en partie dans les départemens.

Catégories de diverses salles. — Indépendamment de la sépa-
ration des sexes, ce qui suppose presque toujours, excepté pour
les militaires, les marins et les femmes enceintes, l'existence
de doubles salles placées dans des quartiers convenablement
isolés, on admet les divisions suivantes pour les malades : fiévreux (ce sont les plus nombreux), blessés (ils viennent en
deuxième ligne quant au nombre), galeux, teigneux, vénériens, militaires, marins, femmes enceintes.

La loi du 30 juin 1838 (article 28) prescrit aux hôpitaux et
hospices de recevoir provisoirement les aliénés qui leur seraient
adressés par ordre de l'autorité, jusqu'à ce qu'ils soient dirigés
sur l'établissement spécial destiné à leur traitement. Il faut donc
que chaque hospice ait une ou deux loges convenablement disposées pour cet usage.

Il serait sans doute bien à désirer que les maladies aiguës et
chirurgicales, que les maladies cutanées, les maux vénériens,
les accouchemens pussent être traités dans des asiles distincts.
Coste, et beaucoup d'autres médecins après lui, ont remarqué
combien les hôpitaux spéciaux étaient favorables à la prompte
guérison des malades; mais ce n'est que dans les grandes villes
qu'il peut en être ainsi. Un seul hôpital, dans les petites localités, doit recevoir tous les genres de maladie, et alors on sup-
plée à la division des bâtimens par la division des salles.

Il est même plus d'un hôpital où l'exiguïté du local ne permet
pas d'établir toutes les divisions que nous avons indiquées. Cependant on devra toujours veiller à ce que des salles spéciales
soient affectées aux maladies contagieuses et gangréneuses. Les
opérations doivent aussi avoir toujours lieu dans une pièce séparée.

Enfin, lorsque les dispositions le permettront, une ou plusieurs salles seront affectées aux convalescens ; elles pourront
être placées au rez-de-chaussée; une salle vacante devrait encore
être tenue toujours en réserve.

Salles militaires. — Dans beaucoup de localités, les militaires
malades sont admis dans les hospices civils ; le réglement déjà
cité du 1er avril 1831 contient diverses dispositions à ce sujet :

« Art. 1003. Quand les hospices civils reçoivent habituellement
un nombre suffisant de militaires, des salles particulières sont

affectées exclusivement à ces malades, sous la dénomination de *salles militaires.*

» Le nombre des malades, qui nécessite la formation d'une salle militaire, est fixé, suivant les localités, de quinze à vingt. Lorsque ce nombre est plus considérable, il peut être formé autant de salles particulières que la commodité du service l'exige ; mais, dans tous les cas, on doit maintenir entre les lits la même distance que dans les hôpitaux militaires (1).

» Art. 1020. Lorsqu'un hospice ne reçoit pas ordinairement assez de militaires malades pour qu'il leur soit affecté une salle spéciale, le sous-intendant militaire se concerte avec les administrateurs, afin que le service y soit fait, autant que possible, d'une manière analogue à ce qui est prescrit par le présent chapitre.

» Art. 1021. Dans les hospices civils où les localités le permettent, les militaires sont séparés des autres malades ; dans tous les cas, chacun a son lit particulier. »

Latrines. — Les latrines doivent être à proximité des salles, mais toujours isolées ; elles doivent avoir, autant que possible, des fenêtres transversales ; elles seront placées sinon sur un courant d'eau, au moins sur des fosses d'une exploitation facile.

Entre les latrines et les salles, un vestibule aura aussi, s'il est possible, des fenêtres transversales et correspondantes, pour renouveler continuellement l'air et intercepter la communication de l'odeur. Les portes des latrines doivent être munies d'un poids ou d'un ressort qui les tienne constamment fermées.

Le cabinet d'aisance doit être pavé en dalles ou en doubles carreaux bien cimentés et bituminés ; ce sol aura une pente vers le siége, et sera garni de rigoles pour faciliter l'écoulement des urines. Le siége sera fermé hermétiquement à l'aide d'une soupape, ou plutôt le tuyau sera aéré à l'aide de ventouses ; ce second moyen a sur le premier l'avantage de jeter les gaz loin du tuyau et de la fosse. Cette ventouse est d'ailleurs fort simple à établir : on place dans la construction, sur la voûte de la fosse, un tuyau d'évent distinct de celui de chute et d'un diamètre au moins égal ; il doit être vertical et déboucher au-dessus du toit. Si on détermi-

---

(1) Nous aurons plus tard occasion de faire connaître cette distance.

ne un courant d'air, descendant dans le tuyau de latrines et ascendant dans le tuyau d'évent, ce courant emportera les gaz méphytiques hors des latrines et le problème sera résolu; or, il suffit, pour atteindre ce but, de rendre l'air du second tuyau plus léger que dans le premier, et on y parvient, soit en faisant passer dans le tuyau d'évent un courant d'air chaud provenant d'un poële ou d'une cheminée, soit en suspendant une lampe allumée dans l'intérieur de ce tuyau.

Le tuyau de chute doit être en fonte plutôt qu'en poterie, qui se brise plus facilement et dont les joints sont plus multipliés.

Les fosses de latrines seront voûtées, construites en bons matériaux et entretenues toujours en bon état; on profitera des vidanges, toujours complets, pour faire des visites, et réparer les joints de la maçonnerie; le sol, pavé au ciment, ne permettra pas la moindre filtration, et on s'abstiendra de jeter les eaux ménagères, qui augmentent considérablement le méphytisme des fosses.

Pharmacie. — La pharmacie doit être placée dans un lieu suffisamment éclairé, exempt d'humidité. Les grands établissemens doivent seuls en posséder.

Le laboratoire sera contigu à la pharmacie.

Séchoirs. — Les pièces qui servent, soit à laver le linge, soit à l'étendre pour le faire sécher, doivent être placées loin des salles des malades et des lieux qu'ils peuvent fréquenter. Il en sera de même de la buanderie.

Cuisine. — Nous ne donnerons pas ici la description faite par M. d'Arcet. Nous recommandons seulement une bonne ventilation, des lavages fréquens, la réunion des fourneaux sous une hotte communiquant à celle du foyer principal, et d'un orifice assez vaste pour entraîner toutes les exhalaisons du charbon.

Escaliers. — En ménageant des ouvertures dans le haut du bâtiment et dans sa partie inférieure, le courant d'air qui s'établit contribue beaucoup à l'assainissement général. Que les escaliers présentent, s'il est possible, des ouvertures extérieures à chaque étage, afin de mieux remplir la condition de bons ventilateurs.

Cours. — Que les cours soient vastes; que leur sol soit mis à l'abri de l'humidité par un pavé à chaux et ciment; qu'elles

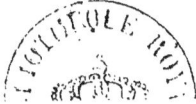

aient une pente suffisante pour que l'écoulement des eaux y soit facile.

Écoulement des eaux ménagères. — C'est là incontestablement une des parties de la construction dans lesquelles la négligence peut avoir les suites les plus fâcheuses. On doit faire en sorte de donner à ces eaux un écoulement par des voies souterraines sans fissures, ou tout au moins, si elles s'écoulent extérieurement, on veillera à ce que la partie du pavé sur laquelle elles passent ait une pente convenable, que le pavé soit bien posé, que les joints en soient bien mastiqués, et surtout que les tuyaux de descente ne laissent pas échapper, dans l'intérieur des habitations, des émanations nuisibles. Des fermetures hermétiques avec les éviers intérieurs, des cuvettes intermédiaires qui permettent à l'air d'entrer dans un embranchement pour passer par toute la longueur du tuyau, tels sont les moyens le plus souvent mis en usage pour assainir ces tuyaux. En conduisant les eaux pluviales dans ces tuyaux, on leur procure des lavages qui les nettoient et assurent leur salubrité.

Écuries, étables. — Ces dépendances ne seront jamais placées dans le bâtiment de l'hôpital. Le sol en sera uni et assez incliné pour que les eaux, les urines aient un écoulement facile. De petits canaux pavés doivent les conduire à un égout général, assez grand pour qu'une personne puisse y entrer et les nettoyer. Les ouvertures seront disposées de manière qu'on puisse y établir à volonté un courant d'air.

Les fosses à fumier seront de même éloignées de tous les bâtimens, des puits surtout ; elle seront placées hors de l'ardeur du soleil, et sur un sol bien damé qui ne permette pas les filtrations.

Les fumiers seront enlevés tous les jours.

Ventilation et chauffage. — Les moyens d'aération que nous avons indiqués, et que donne l'ouverture de croisées opposées, sont indispensables, parce qu'il est des circonstances où l'on doit changer subitement l'air d'une salle ; mais ces moyens, les seuls que l'on trouve pratiqués dans un grand nombre d'établissemens, sont bien insuffisans. D'ailleurs, les courans d'air peuvent être souvent préjudiciables aux malades, qu'il ne faut soumettre qu'insensiblement à un changement de température. Des moyens plus perfectionnés sont donc indispensables. C'est surtout pendant l'été, où la transpiration est active, où la petite différence de température de l'air intérieur et de l'air extérieur ne favorise pas l'établissement de courans d'air naturels, que le besoin d'un renouvellement constant d'air se fait le plus sentir. Ce changement doit s'opérer sans le concours de la volonté de personne, pour que la négligence ou plutôt les habitudes de vieillards, qui regardent l'air comme un ennemi dangereux, ne puissent arrêter son renouvellement continu. Les instructions que nous allons donner dans cette partie de notre travail s'appliquant indistinctement à toutes les parties d'un bâtiment, nous avons cru devoir en parler en dernier lieu.

L'instruction de M. de Gisors, du 5 septembre 1831, porte :

« Afin que toute la masse d'air contenue entre le plancher et le plafond ou la voûte d'une salle puisse être renouvelée, il faut pratiquer des ventilateurs dans chaque muraille longitudinale, et se correspondant directement, afin d'établir des courans d'air dans des momens opportuns. Dans la salle du rez-de-chaussée et dans celles qui ne sont pas immédiatement au-dessous des combles, les ventilateurs sont, pour le bas des salles, de petites ouvertures pratiquées à fleur du plancher, au-dessous des appuis de croisées ; pour le haut, ils se composent, soit de semblables ouvertures à fleur de plafond, soit de la partie haute des châssis à verre de ces croisées. On se figure aisément comment ces ventilateurs s'ouvrent et se ferment ; les autres sont garnis chacun d'une petite vanne mouvant verticalement dans les coulisses attachées à la muraille. Dans les salles voûtées, les ventilateurs supérieurs, qui ne peuvent être dans les croisées, si elles ne pénètrent pas la voûte, sont pratiqués dans des lunettes ou des espèces de soupiraux ménagés à cet effet dans ces voûtes. Il est bien entendu que des ventilateurs ainsi disposés sont pour des salles isolées sur leur longueur, c'est-à-dire pour des salles telles que l'on doit les projeter dans un hospice ou un hôpital à bâtir entièrement à neuf. »

Ce qui vient d'être dit concernant les dispositions pour les services de toute sorte, et les moyens de salubrité d'un hôpital ou d'un hospice à faire à neuf, est applicable à des bâtimens existans, toutes les fois que des obstacles ne s'y opposent pas. Voici quelques détails relatifs aux difficultés que l'on peut rencontrer :

« Les salles auxquelles on ne peut donner deux expositions sont peu avantageuses, par la difficulté d'y établir des courans pour le renouvellement de l'air. Le moyen à employer pour y parvenir consiste : 1° à ouvrir des ventilateurs sous les appuis de leurs croisées, pour le bas, et à rendre mobile la partie haute des châssis à verre, pour le haut; 2° à pratiquer, dans le plafond, ou dans la voûte de ces salles, des cheminées d'évent s'élevant au-dessus de la toiture. Le nombre de ces cheminées, pour chaque salle, doit être déterminé par sa longueur, mais tellement qu'elles ne soient pas distantes l'une de l'autre de plus de six mètres.

» Si la division des croisées oblige à mettre des lits au-devant d'elles, il est absolument nécessaire que les appuis de ces croisées soient élevés à la hauteur des chevets des couchettes; s'il y a à cet exhaussement des obstacles insurmontables, on doit laisser une ruelle entre ces chevets et la muraille. S'il est nécessaire d'augmenter le nombre des croisées existantes et que l'on puisse choisir le côté où on les ouvrira, il faut donner la préférence à celui du levant, ou à celui du sud-est ou du nord-est. »

Des moyens de ventilation, plus perfectionnés que ceux que nous venons d'indiquer, peuvent être liés au système de chauffage.

Trois moyens peuvent être adoptés pour chauffer l'intérieur d'un hôpital, comme l'intérieur de toute habitation : ce sont les cheminées, les poêles, les calorifères.

Parlons d'abord des cheminées et des poêles.

Les cheminées occasionnent, tout le monde le sait, une perte considérable de calorique. Non seulement le rayonnement se disperse dans tous les sens, et une bonne partie de la chaleur passe par le tuyau; mais le courant d'air qui se forme par l'alimentation de la combustion se perd aussi presque totalement par le même conduit. Cette perte d'air chaud a pour conséquence son remplacement par de l'air froid, qui pénètre par les fissures des portes et des fenêtres; de là des courans d'air froid ou de la fumée, lorsque ces fissures ne présentent pas une surface suffisante. Les vasistas à plaque mobile ou à moulinet augmentent la force des courans d'air froid. Cependant il faut bien reconnaître que, si le but de la propagation de la chaleur n'est pas atteint, la cheminée offre du moins, sous le rapport de la salubrité, l'avantage de renouveler constamment l'air des salles, et de projeter au dehors celui qui a été altéré par la respiration et les émanations des malades; mais, d'un autre côté, il ne faut pas perdre de vue que le but principal, celui de chauffer, n'est que bien incomplètement atteint.

Les poëles ordinaires sont préférables sous le rapport de l'économie du combustible et de la distribution de la chaleur; mais, comme moyens de salubrité, ils sont bien inférieurs aux cheminées. Le resserrement de l'orifice ne permet de se renouveler qu'à une colonne d'air d'un faible diamètre ; alors un courant très-vif se manifeste aux approches du poële, et hors de là les autres parties sont refluées vers les parois des salles et vers les lits des malades.

Une instruction du conseil de santé, du 5 ventose an II, recommande, pour remédier à ce dépôt des poëles, les aspirateurs imaginés par Salmon. « Ce sont des cônes de tôle, de treize pouces de longueur, formant une espèce de trompe, dont la grande ouverture a neuf pouces de diamètre, et se terminant par une autre ouverture de trois quarts de pouce. Cette dernière extrémité s'introduit dans le tuyau du poële d'environ un pouce et demi de bas en haut, et y est fixée d'une manière solide. A mesure que l'on pousse la chaleur du poële, les extrémités des aspirateurs qui sont dans le tuyau s'échauffent davantage, et attirent à proportion l'air atmosphérique de la salle, qui est toujours disposé à se mettre en équilibre avec le courant d'air plus chaud qui circule dans ce tuyau. Cette attraction se fait avec la plus grande célérité et à proportion de la masse d'air devenu méphytique. »

On placera des vases remplis d'eau fraîche sur les poëles, particulièrement sur ceux chauffés avec le charbon de terre. Près des vasistas, un brasier sera allumé, afin de déterminer un courant d'air, lorsque l'état de l'atmosphère présente un grand calme. On distribuera, en été, dans les salles, des branchages d'arbres nouvellement coupés ; on y placera aussi, pendant les grandes chaleurs, un grand éventail que l'on mettra en mouvement avec une corde. Telles sont les recommandations que donne l'instruction précitée.

Mais depuis que ces règles ont été tracées, de grands perfectionnemens, qui malheureusement ne sont pas encore intro-

duits dans nos maisons charitables, ont été apportés à la cons
truction des cheminées et des poëles.

L'invention la plus importante a été de tirer parti de la chaleur perdue pour ventiler les habitations à l'aide d'air réchauffé.
Pour être convenable, un tel système doit satisfaire aux trois
conditions suivantes, posées par M. Péclet : 1º introduction de
l'air dans la pièce près du plafond, afin que le courant qui se
dirige vers la cheminée traverse la pièce et renouvelle l'air ;
2º l'orifice destiné à la ventilation doit être un peu inférieur à
la section de la cheminée; 3º on doit, autant que possible,
échauffer cet air aux dépens de la chaleur perdue dans le tuyau
de la cheminée.

Désarnod a satisfait à ces diverses conditions, en établissant
au-dessus du foyer une série de tuyaux de fonte, dans lesquels
passe la fumée, et qui se développent jusqu'à la hauteur du plafond, où l'extrémité supérieure s'engage dans le tuyau de la cheminée; les tuyaux sont renfermés dans une caisse qui reçoit
l'air extérieur par la partie inférieure ; il s'échauffe contre la
surface des tuyaux, monte dans la caisse, sort par des ouvertures placées près du plafond, et sert ensuite à la respiration et
à la combustion.

« M. Péclet, a dit récemment M. Michel Levy (1), a fait
construire, dans une salle d'asile de Paris, un poële présentant autour de son fourneau une cavité dans laquelle l'air peut
circuler librement. Cette cavité communique avec l'air extérieur
et avec l'air intérieur par deux tuyaux distincts, dont on peut
varier le diamètre suivant les besoins de l'aérage ; le conduit de
la fumée, après avoir traversé la salle, se rend dans une petite
cheminée d'appel, dans laquelle on place un réchaud de charbon allumé. Dès qu'on chauffe le poële, le tirage s'exerce sur
l'air de dehors qui s'échauffe au contact du fourneau, et s'épan-
che dans la salle; après avoir été respiré, il gagne les parties su-
périeures de la salle, et est entraîné par le courant ascendant de
la cheminée d'appel.

» On peut, sans consommer plus de combustible, augmenter
notablement la quantité d'air chaud que versent les poëles et les
calorifères ordinaires, en introduisant l'air froid dans leur ar-

(1) Cours d'hygiène publique et privée. Paris, Baillière, 1844.

mature par un canal à section plus grande, et en agrandissant dans la même proportion l'ouverture des tuyaux et des bouches de chaleur, par lesquels l'air chaud passe de l'armature de l'appareil dans la salle qu'il s'agit d'échauffer. Il faut que l'entrée de l'air froid et la sortie de l'air chaud, ainsi que sa bouche de chaleur, aient 0 mètre 125 millimètres carrés, pour un appareil de chauffage, poële ou calorifère, dans lequel on brûle un kilogramme de bonne houille, ou deux kilogrammes de bois bien sec par heure. Un tel appareil peut fournir jusqu'à neuf cents mètres cubes d'air chaud dans ce laps de temps, quantité suffisante pour assainir une pièce où quinze personnes resteraient enfermées pendant deux heures (à raison de six mètres carrés par individu et par heure). »

M. Péclet a publié les résultats suivans qui servent à comparer divers systèmes de chauffage. Pour deux kilogrammes de bois ou un kilogramme de charbon de terre, la température d'une chambre contenant cent mètres cubes d'air s'élève des quantités suivantes :

Chauffée par la cheminée ordinaire.......... 0 centig. 296
—   — à la Rumford ... 0   758
—   en fonte à la Désarnod... 0   900

Le principe des calorifères consiste à distribuer dans des lieux divers de la chaleur émanant d'un seul foyer. Il en existe à air, à vapeur, à eau, c'est-à-dire que l'on charge de l'air, de la vapeur ou de l'eau, échauffée à un foyer, d'aller porter leur chaleur dans des pièces où on les fait circuler.

1° A air. — Ces calorifères chauffent l'air dans un espace fermé, et le portent ensuite dans le lieu où il doit être utilisé. La chambre de chauffage doit être au-dessous de l'espace à alimenter d'air chaud. Dans les uns, l'air froid s'écoule dans des canaux placés dans le foyer et dans le canal de fumée ; tel est le système de Désarnod. Dans les autres, au contraire, les tuyaux à fumée circulent dans la chambre à air.

L'hôtel des monnaies, à Paris, est chauffé par un calorifère à air, construit par M. Ph. Grouvelle, d'après les plans de M. Darcet. La chaleur perdue d'un four à coke établi dans une des caves, sous le grand escalier, est distribuée à tous les étages par des tuyaux en fonte, qui conduisent la fumée, et ne la rendent au dehors que presque refroidie. Indépendamment de ce moyen de chaleur, dans les lieux où la fumée ne communique pas directement son calorique, par exemple dans une partie verticale placée près de l'escalier, une enveloppe en brique entoure le tuyau, donne passage à de l'air froid, qui s'échauffe au contact de ce tuyau, et des bouches de chaleur lui permettent de réchauffer d'autres pièces ou d'augmenter la température de celles déjà chauffées.

Les calorifères à air sont d'un entretien beaucoup plus facile que ceux à vapeur et à eau, dont nous allons parler.

2° A vapeur. — « Au moyen d'un seul foyer, dit M. Lamé (1), on échauffe l'eau, même à la température de l'ébullition, dans plusieurs vases de bois, en faisant arriver un courant de vapeur au milieu du liquide de chacun de ces vases. Si on ne veut pas altérer le liquide qu'il s'agit d'échauffer, on l'enfonce dans un vase entouré d'un serpentin, où de la vapeur d'eau circule et se condense. Dans le chauffage des lieux d'habitation par la vapeur, c'est l'air qui s'échauffe par son contact avec des tuyaux ou des enveloppes, dans lesquels la vapeur se condense pour retourner à l'état liquide à la chaudière d'où elle est sortie. Le bâtiment de la Bourse, celui où se trouve la salle de l'Institut, sont échauffés de cette manière. »

3° A eau. — Les mêmes appareils qui servent au chauffage à la vapeur peuvent servir de calorifères à eau chaude. Il suffit pour cela de remplir les tuyaux d'eau bouillante, et quand elle est suffisamment refroidie, de la faire écouler dans une chaudière et de la remplacer par de l'eau bouillante. On peut rendre cette circulation continue par la différence de densité du liquide chaud et de celui refroidi. Si la branche ascendante du liquide fait peu de contours, le liquide ne perdra que lentement son calorique, tandis qu'il se refroidira promptement dans le tuyau descendant, s'il présente une grande surface.

M. Duvoir-Leblanc a apporté, il y a peu d'années, plusieurs perfectionnemens dans le chauffage au moyen de l'eau. Ce mode, d'après cet auteur, présenterait une grande économie de combustible sur le chauffage à la vapeur, et sous ce rapport lui serait

_____

(1) Cours de physique, fait à l'école polytechnique.

bien préférable. Cet ingénieur fumiste forme son foyer par une cloche dont toutes les parois sont en contact avec le feu. L'eau chauffée par cet appareil est distribuée vers les parties les plus hautes du bâtiment dans toutes les capacités, tuyaux, renflemens, poëles, étuves, etc. Un robinet placé à la partie inférieure du réservoir arrête la circulation d'eau sur le point qu'on ne veut pas chauffer. La circulation ayant lieu sous une pression correspondante au degré de chaleur qu'on veut obtenir, l'air ne peut s'introduire dans le système ni la vapeur se former.

Des bouches de chaleur distribuent l'air chauffé au contact de ces récipiens d'eau chaude.

Mais c'est par ses procédés de ventilation que le système de M. Léon Duvoir se recommande principalement. Dans une note sur des expériences auxquelles il a procédé, M. Robinet, membre de l'Académie royale de médecine, en rend le compte suivant :

« Une capacité étant donnée, M. Léon Duvoir la chauffe par son procédé, dans lequel l'air chaud arrive en abondance ; mais, pour qu'il puisse s'introduire, il faut qu'une quantité égale d'air soit extraite de la pièce. Jusqu'à présent, cette extraction avait eu lieu, dans la plupart des systèmes connus, par la partie supérieure du local ; ce qui présentait l'inconvénient de faire échapper presque immédiatement l'air nouveau et chaud qu'on venait d'introduire. M. Léon Duvoir, au contraire, puise, à la surface du sol même, là où l'air est le plus lourd et le plus froid, celui qu'il extrait. Il en résulte que l'air chaud et pur qui s'élève d'abord est ensuite et sans cesse attiré vers le bas, et ne s'échappe qu'après s'être refroidi à son tour. »

Ce résultat est obtenu par l'établissement, dans le sol de la pièce à ventiler, de bouches d'extraction communiquant, au moyen de conduits, avec le cendrier du calorifère. Ce cendrier est hermétiquement clos, de même que la bouche du calorifère, que l'on n'ouvre que pour l'introduction du combustible ; de telle sorte que le foyer est alimenté uniquement par l'air extrait de la pièce à ventiler, et que le renouvellement de l'air y est proportionnel au tirage de la cheminée. Le même combustible qui sert à chauffer le local sert ainsi à la ventilation, qui, dès lors, ne coûte rien dans ce système.

« Lorsqu'on cesse de chauffer, dit M. Robinet, si on veut continuer à ventiler, il faut alors alimenter un foyer suffisant pour entretenir un courant assez rapide dans la cheminée, et l'on puise l'air nouveau, soit dans l'atmosphère, soit dans un lieu frais ; alors la ventilation supporte seule le prix du combustible employé. Mais M. Léon Duvoir s'est assuré que cette dépense est très-minime, et il se charge de produire journellement l'effet pour un prix très-modique. »

Ce système, mis en application dans un séchoir appartenant à M. Godefroy, dans l'amphithéâtre de l'observatoire et dans la buanderie du Val-de-Grâce, a eu un succès complet.

M. Ph. Grouvelle, dont nous avons déjà parlé, a proposé de combiner le chauffage à la vapeur avec le chauffage à eau chaude. Le chauffage à la vapeur est assez simple : il porte avec une vitesse extrême une chaleur qu'il transmet instantanément aux corps ; mais il est inégal, et on ne le modère pas facilement. Le chauffage à eau, au contraire, mis en usage dans un grand bâtiment, nécessite une grande complication de tuyaux, il faut des appareils de rechange ; en compensation, il distribue une chaleur égale sur tous les points et se gradue facilement. M. Grouvelle a voulu réunir les avantages des deux systèmes, tout en évitant ou atténuant leurs inconvéniens.

Son système consiste à produire de la vapeur à un centre unique, et à la conduire par des tuyaux de cuivre à chaque étage ; un tuyau plus petit court à côté du précédent, et ramène au générateur l'eau provenant de la vapeur condensée à chaque étage.

Au dessous du niveau de chaque étage, il place un chauffeur à eau, cylindre vertical en fonte, duquel part un tuyau de circulation. Le tuyau de la vapeur se raccorde dans le centre de ce chauffeur avec un gros tuyau vertical en cuivre pour la circulation de l'eau.

La ventilation a lieu en introduisant de l'air pris à l'extérieur, et en le chauffant dans un coffre construit autour des tuyaux de circulation. L'air chaud est toujours introduit par le haut des pièces.

Quel que soit, de ces divers systèmes, celui que l'on adopte, on doit faire attention que le courant ventilateur ne soit pas mis en contact prolongé avec du cuivre fortement chauffé. Un registre doit servir à tempérer, s'il en est besoin, la quantité d'air chaud qui entre dans une salle, et qu'un thermomètre doit toujours servir à mesurer exactement.

Telles sont les dispositions qui nous paraissent devoir prêter le concours le plus efficace aux règles médicales pour la prompte guérison des malades. L'établissement des calorifères auxquels est liée la ventilation est sans contredit une des parties les plus importantes dans les hôpitaux. Cet objet constitue une branche spéciale d'industrie, et l'architecte chargé d'une construction a presque toujours recours à un ingénieur-fumiste, quoique les conditions d'établissement soient faciles à déterminer par l'application de quelques formules très-simples. Cette considération eût peut-être dû nous rendre plus bref sur ce sujet ; mais, au risque de paraître trop longs, nous avons dû céder devant l'importance de la question, et appeler l'attention des administrations d'hôpitaux sur cette partie si essentielle et si négligée du régime hygiénique des malades.

Nous pouvons maintenant entrer dans le détail des diverses dépendances d'un hôpital.

Programme d'un hôpital. — Les règles de salubrité, de convenance pour les diverses parties d'un hôpital étant posées, avant de pouvoir en faire l'application, il faut savoir quels sont les accessoires, les dépendances intimes qui doivent accompagner les salles de malades. Nous allons d'abord les énumérer succinctement pour un grand établissement; puis nous indiquerons celles de ces annexes indispensables pour un petit hôpital.

Dans plusieurs grandes villes, on a établi, dans un hospice ou un hôpital, des établissemens centraux, qui répartissent entre les autres maisons charitables soumises à la même administration, quelquefois même à des administrations différentes, les fournitures qui leur sont nécessaires. La boulangerie et la boucherie sont les plus importans de ces ateliers (1).

La boulangerie comprend un cendrier et un brasier ;

Des farinières pour placer la farine ;

Une bluterie, placée, autant que possible, sous la farinière ;

Des greniers à blé, au-dessous desquels, et autant que possible

---

(1) Des doutes ont souvent été élevés sur l'utilité de ces exploitations. On s'est demandé si, dans une administration compliquée, il était possible qu'il régnât l'économie qui préside aux opérations basées sur l'intérêt personnel.

au rez-de-chaussée, un autre grenier pour faciliter le criblage des blés ;

Une grange ou hangar pour le bois de chauffage du four ;

Une paneterie destinée à recevoir le pain à sa sortie du four et à sa distribution dans les divers offices.

Un local doit être réservé à la portée des greniers et des farinières, pour l'établissement d'un timon destiné au pesage des blés et des farines, à leur arrivée et à leur sortie de l'hospice.

La boucherie comprend des locaux d'abattage ;

Des laboratoires ;

Des salles pour le dépôt des viandes ;

Un poids.

Indépendamment de ces deux grands ateliers que les hôpitaux des grandes villes peuvent seuls posséder, on doit trouver :

Des emplacemens propres à recevoir les approvisionnemens d'alimens ;

Des caves pour les liquides ;

Un magasin de combustibles ;

Une grange assez vaste pour contenir la quantité de fourrages et de paille destinés à la nourriture de bestiaux pendant un an ;

Une écurie ;

Une étable avec lit pour le couchage des individus chargés de soigner les bestiaux ;

Un lavoir ;

Une buanderie avec des séchoirs clos, et dont un couvert, avec un emplacement pour la désinfection des effets, et une étuve, s'il y a lieu, suivant le climat ;

Une cuisine avec des dépenses séparées ;

Un cabinet de garde pour le cuisinier ;

Une lingerie et un magasin du mobilier, divisé en emplacemens séparés pour le linge, pour les effets de laine et pour les ustensiles ; il y est pratiqué des étagères, les unes le long des murs, les autres isolées et à claire-voie ; il est ménagé un atelier séparé pour les réparations du linge ;

Un magasin pour le linge sale, garni de perches et de tréteaux, avec des emplacemens séparés pour celui des galeux et pour celui des vénériens ;

Des salles de bains, avec cabinets particuliers pour les malades payant pension, et avec des emplacemens séparés pour les bains d'eaux minérales artificielles , et une salle pour les bains de vapeur ;

Une pharmacie avec les accessoires ci-après :

Un magasin de médicamens ;

Un laboratoire ;

Une tisanerie ;

Une chambre pour le pharmacien de garde ;

Et, dans le grenier, un local pour la dessiccation et la conservation des plantes , fleurs et racines médicinales ;

Une salle pour les opérations , éloignée de celle où reposent les malades ;

Une chambre de dissection et une chambre des morts , communiquant entre elles et placées hors de la vue des salles ;

Un cabinet de consultation pour les médecins ;

Une salle de conférences plus vaste (une école de médecine avec amphithéâtre , bibliothèque , laboratoire , peut être très-convenablement attachée à un grand hôpital) ;

Une chapelle, avec sacristie et tribune ;

Des chambres particulières pour les malades payant pension ;

Un logement composé de plusieurs pièces pour un directeur ;

Un logement pour les sœurs , composé de quelques chambres particulières , un dortoir, un réfectoire , une salle commune ;

Un logement pour l'économe et les autres employés ;

Un logement pour les infirmiers ;

Un logement pour le portier, lequel logement doit être attenant à la loge près de la porte ;

Des latrines placées, non seulement près de chaque salle de malades, mais aussi auprès de chaque logement particulier ;

Des préaux, cours , auprès de chaque service important ;

Indépendamment des cours spécialement affectées aux malades, un endroit clos et couvert pour la promenade pendant les temps froids et pluvieux.

Réduction du programme général pour le cas d'un petit hôpital. — Nous venons de parcourir les dépendances diverses d'un hôpital vaste , complet , tel que ne peuvent en posséder que de grandes villes. Mais, pour les petites localités, tout cet appareil de distribution serait un luxe aussi ridicule que superflu : or , ce sont ces petits hôpitaux que nous avions principalement en vue, lorsque nous avons pris la plume. Ceux-ci pourront être considérés comme complets, lorsqu'ils réuniront, auprès des salles :

Le logement des sœurs et des infirmiers ;
Celui d'un économe, s'il en existe ;
Une lingerie ;
Un vestiaire ;
Une buanderie ;
Une cuisine ;
Une salle à bains ;
Un cabinet de consultations ;
Une salle de dissection et une chambre pour les morts ;
Un magasin pour les comestibles ;
Un chai à vin ;
Un chai à bois ;
Une chapelle.

Règles spéciales pour les hospices. — L'hôpital, c'est l'établissement charitable du premier degré ; c'est celui dont la construction demande le plus de soins, l'observation la plus stricte des principes de l'hygiène. Les autres établissemens seront d'autant plus parfaits qu'ils se rapprocheront davantage de ce type ; les programmes seront donc à peu près les mêmes. Cependant, indépendamment des règles générales que nous avons posées, il en est quelques autres spéciales, et que nous devons aussi indiquer.

Dans les hospices (1), des dortoirs prennent la place de salles de malades ; cependant, quoiqu'il convienne d'envoyer à l'hôpital que possède toute ville munie d'un hospice les malades qui exigent des soins assidus, une infirmerie devra être disposée dans ce dernier bâtiment, pour recevoir ceux qui ne sont que légèrement indisposés.

Les réfectoires, s'ils sont convenablement ventilés et si on a la précaution d'en renouveler complètement l'air après les repas, peuvent servir de salles de travail pour certaines industries. A Bordeaux, dans le dépôt de mendicité, plusieurs salles servent

---

(1) Nous eussions dû peut-être avoir déjà dit que les *hôpitaux* sont les établissemens dans lesquels sont reçus et traités les *indigens malades*, et que les *hospices* sont ceux dans lesquels sont admis et entretenus les *vieillards*, les *infirmes incurables*, les *orphelins*, les *enfans trouvés et abandonnés*.

tout à la fois de dortoirs, de réfectoires et de salles de travail. Les
lits sont adossés par la tête et forment corps deux à deux. Le
tiers à peu près de ces lits, sur leur longueur du côté de la tête,
est fixé sur le plancher ; l'autre partie est mobile ; le pied est at-
taché, au moyen de boulons mobiles, aux traverses latérales liées
de la même manière à la partie fixe. On peut donc relever les
traverses, après avoir enlevé les couches, et le pied, par le
même mouvement de rotation, vient s'appliquer contre les traverses relevées. Tous les matins, on enlève les couches, on re-
lève les lits, et le dortoir se trouve transformé en une vaste salle
où l'on trouve les dégagemens convenables. Toutes les parties du
lit peuvent être visitées et nettoyées; la couche est remuée et aérée.

Mais de telles conditions ne seraient pas tolérables pour de
grandes industries ; alors des locaux spéciaux doivent leur être
affectés. Nous ne pouvons entrer ici dans le détail des règles
hygiéniques relatives à chaque genre d'industrie.

Hospices d'enfans trouvés. — Ces hospices renferment souvent
divers ateliers, où l'on apprend quelque métier aux enfans que
l'état de leur santé ou des circonstances passagères retiennent
dans la maison. Pour peu que la population de ces asiles soit
considérable, il est indispensable qu'un gymnase soit établi.
Déjà, dans un autre écrit (1), nous avons insisté sur l'utilité des
jeux gymnastiques, utilité reconnue sans doute par la médecine,
mais non encore appliquée, du moins à notre connaissance,
par les commissions administratives. Un hospice d'enfans trouvés ne satisfera pas aux meilleures conditions possibles, tant
qu'il n'offrira pas aux élèves cet exercice devenu aujourd'hui
partie essentielle de toute éducation, si nécessaire pour le complet
développement des forces de l'homme, bien plus nécessaire encore, lorsque, sous une main habile, il est appliqué au soulagement d'infirmités. La natation fait partie de la gymnastique. A
Bordeaux, la proximité du fleuve permet de faire baigner les
enfans dans un bassin où ils sont seuls admis. Il est inutile de
dire que l'état sanitaire de la maison s'en est ressenti d'une manière heureuse.

(1) *Rapport adressé à M. le préfet du département de la Gironde sur le service des enfans trouvés. Procès-verbaux des délibérations du conseil-général.*
1843, p. 286.

Mais la pièce la plus importante est *la crèche*, où sont reçus à leur arrivée les enfans exposés. Nulle part, un bon système de ventilation et de chauffage n'est plus nécessaire. On doit veiller à ce que les nourrices qui habitent l'hospice ne séjournent dans la crèche que pour aller prendre ou remettre les enfans dans leur berceau.

Hospices de maternité. — Le but de ces établissemens indique la nécessité de cabinets convenablement disposés pour l'enfantement.

Peut-être serait-il aussi à propos d'avoir quelques pièces séparées, avec de petites cours, pour les personnes qui voudraient y être admises, sans prendre part au contact des filles déhontées qui peuplent d'ordinaire ces maisons, et dont la vie commune ne fait trop souvent qu'augmenter la corruption. Ce serait le régime cellulaire, appliqué toujours à une infirmité morale, et qui n'aurait pas sans doute ici des effets moins heureux que dans les prisons.

Hospices de vénériens. — Les mêmes raisons militent pour l'établissement de cellules avec cours attenantes, pour ceux qu'un reste de pudeur fait rougir de leurs maladies. Ce serait alors que les filles dévouées de la Miséricorde pourraient se livrer avec succès à cette grande et sublime mission de faire renaître, dans des cœurs flétris par la débauche et la corruption, le germe de sentimens qui semblaient détruits. Il reste encore à ces vertueuses filles à accomplir une œuvre plus grande peut-être dans ses résultats que celle qu'elles remplissent en recueillant les prostituées qui veulent revenir à une meilleure vie : c'est d'entrer dans le foyer même de la débauche, dans les hospices de vénériens, d'en soigner les malheureuses victimes, et d'opposer la sérénité de leur front à la laideur du vice.

Asiles d'aliénés. — La nature de l'infirmité que ces maisons sont destinées à recueillir exige plusieurs règles particulières de construction.

Pour nous guider dans le système général à adopter, écoutons l'homme qui a peut-être le mieux étudié le régime des aliénés, le docteur Esquirol.

« Il est malheusement démontré que, parmi eux, il en est qu'il faut empêcher de se nuire ou de nuire aux autres personnes qui les approchent. Ce nombre, si l'hospice est convenablement distribué et bien administré, est beaucoup plus petit qu'on ne le pense communément. Le nombre des individus enfermés ou contenus dans une maison d'aliénés doit donner la mesure de l'estime que mérite cette maison. Quelques fous sont bruyans, il faut tous les enfermer ; quelques-uns déchirent, il faut tous les couvrir de haillons ; quelques-uns, non-seulement sont incommodes, mais dangereux, il faut les mettre aux fers, il faut les enchaîner. Voilà comme on a raisonné, et surtout voilà comme on a agi envers ces infortunés. Avant de généraliser, il fallait observer : on eût vu que, sur cent aliénés, à peine en est-il dix de furieux ou de sales ; les autres sont tranquilles et propres. Alors, au lieu de bâtir des cachots pour tous les fous, on n'eût demandé à l'architecte que quelques cellules un peu fortes ; au lieu de les enchaîner tous, on eût donné plus de liberté aux furieux pour les rendre plus calmes, ou l'on eût mis en usage des moyens moins barbares pour contenir les plus difficiles. »

L'architecte chargé de la construction d'un asile d'aliénés doit donc abandonner le système cellulaire, qui transforme une maison de santé en une vraie prison ; quelques cellules sont seulement nécessaires pour un petit nombre : des dortoirs communs seront disposés pour les autres. Ceux qui inspirent quelques craintes seront réunis dans un dortoir, dont les lits seront séparés par des cloisons à claire-voie, ou fermées d'une simple toile, mais fortement fixée.

Des dortoirs spéciaux seront consacrés aux pensionnaires. Il en sera de même pour les réfectoires.

Le docteur Esquirol ne s'est pas borné à dire d'après quels principes devaient être érigés les asiles d'aliénés ; il a tracé lui-même le plan d'un établissement :

« Les asiles doivent être bâtis hors des villes ; il y aura économie, et pour les frais de premier établissement, et pour leur entretien, les objets de consommation n'ayant rien à payer. On fera choix d'un grand terrain exposé au levant, un peu élevé, dont le sol soit à l'abri de l'humidité, et néanmoins pourvu d'une eau vive et abondante.

» Les constructions présenteront un bâtiment central pour les services généraux, pour le logement des officiers ; ce bâtiment aura un premier étage. Sur les deux côtés de ce bâtiment central, et perpendiculairement à ces lignes, seront construites des masses isolées pour loger des aliénés, les hommes à droite, les femmes à gauche ; ces masses isolées seront assez nombreuses pour classer tous les malades d'après le caractère et la période de leur maladie ; ces masses seront quadrilatères, ayant intérieurement une cour entourée d'une galerie, sur laquelle s'ouvriront les portes et les croisées des chambres. Les chambres régneront sur les deux côtés parallèles du carré. Le troisième côté sera disposé pour des salles de réunion, pour un réfectoire ; le quatrième côté sera fermé par une grille qui permettra la vue sur de grands jardins ou sur la campagne ; la cour sera plantée, avec une fontaine au milieu. Dans nos climats tempérés, la galerie sur laquelle s'ouvriront les portes sera à jour et liera toutes ces petites masses entre elles et avec le bâtiment central ; la galerie régnera derrière les cellules, sera fermée, et à l'une de ses extrémités on ménagera une petite pièce pour un poêle, lequel, à l'aide de tuyaux de chaleur, échauffera la galerie et les cellules. A la cheminée du poêle, on adossera la cheminée des lieux d'aisance, qui, par ce moyen, seront délivrés de toute mauvaise odeur. Au centre de tous ces bâtimens, disposés parallèlement entre eux, s'élèveront des bâtimens isolés aussi ; ces derniers serviront d'ateliers, de salles de bains, de douches, d'appareil de vapeur, d'infirmerie, etc. L'ensemble de ces bâtimens doit présenter des logemens séparés pour les aliénés furieux, pour les maniaques qui ne sont pas méchans, pour les mélancoliques tranquilles, pour les monomaniaques qui sont ordinairement bruyans, pour les aliénés en démence, pour ceux qui sont habituellement sales, pour les fous épileptiques, pour ceux qui ont des maladies incidentes, enfin pour les convalescens ; l'habitation de ces derniers devra être disposée de manière qu'ils ne puissent ni voir ni entendre les autres malades, tandis qu'eux-mêmes seront à portée du bâtiment central.

» Les habitations particulières ne devront pas être faites toutes de la même manière, et l'uniformité est un des principaux vices de tous les asiles actuellement existans en France et ailleurs. Les habitations destinées aux furieux doivent être plus solidement construites et offrir des moyens de sûreté inutiles et nuisibles dans le reste de l'établissement. Il est des aliénés qui salissent le sol des cellules qu'ils doivent habiter ; ce sol sera dallé en pierre et incliné vers la porte. Cette disposition est superflue dans tous les autres logemens, qui devront être planchéiés. Le quartier des convalescens ne doit différer en rien d'une maison ordinaire.

» Les constructions destinées aux aliénés seront toutes au rez-de-chaussée ; cette disposition me paraît être de la plus grande importance... (1). »

Esquirol énumère les nombreux inconvéniens qui existent, d'après lui, dans les étages des maisons d'aliénés ; les principaux sont la difficulté du service, la perte de temps pour les domestiques, les dangers de chute pour les paralytiques, les accidens que l'on peut redouter pour les suicides. Pour obvier à ces inconvéniens, il faut des grilles, des barreaux qui produisent l'effet le plus fâcheux sur l'esprit de l'aliéné, qui font qu'il se considère comme incarcéré : au rez-de-chaussée, tous ces inconvéniens disparaissent ; de simples loqueteaux, des serrures fermant à un tour et demi sont partout suffisans.

Malgré la force de ces motifs, la plupart des médecins qui ont écrit sur ce sujet après Esquirol admettent un premier étage comme ne présentant pas de graves inconvéniens. Telle est l'opinion professée notamment par M. Brière de Boismont (2).

Dans la maison de Bicêtre, à Paris, les aliénés occupent des étages plus élevés, et aucun inconvénient ne s'est fait sentir de cette disposition ; mais ce seront surtout les convalescens et les incurables, propres et tranquilles, que l'on pourra placer sans difficulté au premier étage.

Nous croyons aussi qu'en demandant que deux côtés des cours soient occupés par des cellules, Esquirol a cédé à l'empire de l'habitude, et qu'il avait lui-même un peu perdu de vue les sages leçons qui résultent de ses propres paroles, lorsqu'il a déclaré que sur cent aliénés, on en compte à peine dix sales ou furieux.

Dans les cellules, les croisées seront grandes, basses, et en face de la porte; ce n'est qu'ainsi que la pièce sera bien éclairée, bien ventilée, et toujours propre.

On a quelquefois entouré de matelas certaines cellules pour les fous qui se frappaient la tête sur les murs.

Des portes cachées sont nécessaires dans les cellules de fu-

---

(1) Mémoire pour l'établissement d'un hospice d'aliénés. — *Annales d'hygiène* 1856, p. 50.

(2) *Maladies mentales*, t. II, p. 420.

rieux, pour qu'on puisse les surprendre à l'improviste et sans qu'ils aient le temps de se mettre en défense.

Les portes ordinaires ouvriront non de dehors en dedans, mais de dedans en dehors.

Des galeries régneront dans les cours au-devant des cellules ; non seulement ces constructions assainissent les chambres, en éloignant l'humidité, mais elles facilitent aussi la surveillance.

Un double rang de loges n'ouvrira pas, autant que possible, sur un corridor, pour que le bruit des uns n'excite pas les autres.

La disposition des croisées mérite une attention particulière. M. Lestiboudois pense qu'elles réuniront toutes les conditions, si elles sont construites d'après les préceptes suivans (1) :

On doit abolir tous les barreaux et grillages de fer, qui font', sur l'imagination des insensés, une impression d'horreur.

Les croisées seront en fer, et les carreaux mesurés de manière qu'une personne soit dans l'impossibilité de les traverser. Elles s'ouvriront en deux parties.

La partie inférieure sera fermée par un passe-partout, et seulement ouverte quand des circonstances rares l'exigeront. La partie supérieure s'ouvrira par un mouvement de bascule sur un axe tellement placé, que l'ouverture inférieure soit trop étroite pour donner passage à une personne quelconque ; on sera écarté de l'ouverture supérieure par la portion du châssis qui se rabattra en dedans, ou bien elle ne sera pas plus large que l'inférieure, selon l'étendue qu'on pourra lui donner. Aussi, lors même qu'on oublierait de fermer ces ouvertures, nul accident ne serait à redouter. La partie inférieure ne s'ouvrant que dans des cas rares, une surveillance spéciale, ou tout au moins le bruit produit par la casse des vitres, préviendra à temps pour empêcher tout malheur ; des points d'arrêt peuvent aussi empêcher les fenêtres de s'ouvrir au-delà des mesures exigées.

On peut mettre les carreaux mieux à l'abri, en plaçant dans l'intérieur un rideau tendu et fixé.

Dans les chambres des pensionnaires, la surveillance est moins facile ; les fenêtres doivent être garnies de persiennes à lames mobiles, ou garnies par derrière d'une toile fine.

_____

(1) *Rapport du conseil de salubrité du département du Nord, à M. le préfet du département.* — Lille, Danel, imprimeur, 1830.

Enfin chaque loge aura une fenêtre garnie d'une jalousie ; de plus, la partie inférieure de la fenêtre sera close par un volet, et les vitres de la partie supérieure seront garnies par un treillis en fil de fer.

Un corridor au-devant des loges permettra au gardien de voir à l'intérieur.

La salle des bains doit de même satisfaire à quelques conditions particulières : les baignoires doivent être recouvertes d'un couvercle en bois, pour que les aliénés ne puissent plonger la tête dans l'eau ; une pompe foulante doit servir à porter l'eau dans un réservoir élevé ; le tuyau des douches sera en cuir et pourra se placer au-dessus des baignoires : il correspondra à un endroit un peu creusé pour que l'eau puisse s'écouler ; il sera fermé par un robinet supérieur qu'un mécanisme fort simple permettra d'ouvrir d'en bas.

Ce local devra être chauffé.

§ II. — *Du mobilier*.

Nous avons déjà dit que chaque malade, fiévreux ou blessé, doit avoir un volume de 20 mètres cubes à respirer, et un galeux, vénérien ou convalescent, 18 cubes mètres au moins. L'espacement des lits doit découler de leur nombre ; mais, en aucun cas, la distance ne doit être moindre de 65 centimètres entre chaque lit, et de 2 mètres entre chaque rang de lits.

Dans la plupart des hospices de Paris, les lits ne sont pas adossés à la muraille ; il existe un passage de 40 centimètres au moins entre le mur et le dossier du lit. Ce passage facilite le service, rend la circulation de l'air plus aisée, empêche, principalement au rez-de-chaussée, l'humidité des murs de se communiquer aux couches.

Les malades doivent toujours être couchés seuls dans un lit, dont les dimensions sont (hors d'œuvre) 2 mètres de long sur 1 mètre de large. Le malade doit avoir la tête vers le mur.

Il ne sera jamais placé de rangs de lits au milieu des salles.

Les lits en fer sont bien préférables à ceux en bois ; la vermine s'y propage bien moins rapidement, et il est bien plus facile de les en purger.

Ils seront munis de roulettes, pour qu'on puisse les déplacer tous les jours , et mettre ainsi l'air ambiant en mouvement.

Le chevet du lit portera une tablette , pour que le malade puisse y déposer les divers objets qui lui sont indispensables.

On aura en outre , pour chaque lit, une planchette mobile , qui sera donnée au malade au moment de la distribution des alimens , et qui lui servira pour les déposer. Un petit billot en bois, suspendu au plafond , aidera le malade à se remuer dans son lit.

Les rideaux empêchent la circulation de l'air , renferment le malade dans son atmosphère méphytique ; ils doivent donc être proscrits en général. Chaque salle renfermera cependant , vers le milieu et isolés les uns des autres par des lits ordinaires , quelques lits à rideaux , pour les malades que leur état rend plus susceptibles aux variations de l'atmosphère.

« Des paillasses, dont on aurait soin de renouveler souvent la paille , seraient bien préférables aux matelas de laine et même aux sommiers de crin, attendu que les émanations miasmatiques s'attachent bien moins facilement aux substances végétales qu'aux animales (1). » Tel n'est pas cependant l'usage reçu , et que l'on suivra long-temps encore. Nous conseillons donc de composer les matelas de laine et de crin. La proportion de ces deux matières ne peut se déterminer. Lorsque la laine est neuve et longue , le mélange de crin est superflu ; lorsqu'elle est à demi usée et courte , un quart de crin doit y être mêlé ; enfin, usée aux trois quarts et pelotonneuse , un tiers ou une moitié de crin doit entrer dans la confection.

Le traversin doit être plus doux que le matelas ; il sera toujours composé de laine pure , longue et la moins pelotonneuse possible.

Les lits des gâteux seraient promptement abimés, si quelques précautions n'étaient prises pour garantir les matelas ; on recouvre le plus souvent le matelas, dans sa partie centrale , d'une toile peinte , imperméable. Au centre est un bassin en forme d'entonnoir , à parois peu inclinées ; un tuyau répond à l'orifice de cet entonnoir , traverse le matelas et la paillasse, et va conduire les urines dans un vase, ou mieux dans un canal incliné

---

(1) *Dictionnaire abrégé des sciences médicales.*

pratiqué sous le plancher. A l'hospice de Bicêtre, à Paris, un canal est ainsi disposé sous chaque rangée de lits de gâteux ; un robinet, placé à l'extrémité la plus élevée, permet de laver tous les matins à grande eau chaque canal.

Une jatte en bois, remplie de sable, doit se trouver auprès de chaque lit de malade, pour recevoir les crachats. Ceux qui ne peuvent se tourner doivent avoir sur leurs couvertures des crachoirs en toile.

Chaque salle doit être pourvue d'une fontaine et d'un essuie-mains.

Plusieurs chaises de nuit doivent être placées à côté des malades qui ne peuvent marcher ; les siéges seront recouverts extérieurement et intérieurement d'une forte couche d'huile siccative, ou plutôt de goudron.

Chaque salle doit être éclairée pendant la nuit, au moyen de lampes recouvertes de chapiteaux auxquelles il est adapté un tuyau pour donner issue à la fumée et la projeter au dehors.

La clarté de la lumière sera affaiblie par des globes de verre dépoli.

Quelques dispositions du réglement déjà cité sur le service des hôpitaux militaires concernent le mobilier des salles militaires. Les voici :

« Art. 1004. Les salles militaires, dans les hospices civils, doivent être pourvues, par les soins des administrateurs de ces établissemens, d'un mobilier proportionné aux besoins du service. On doit se conformer, autant que possible, pour les quantités, les qualités et les dimensions tant des fournitures de coucher que des objets accessoires, à ce qui est prescrit pour les hôpitaux militaires.

» Art. 1005. Il doit y avoir des fournitures de coucher, des effets et du linge distincts, tant pour les galeux que pour les vénériens, dans les hospices où ces maladies sont traitées.

» Art. 1006. Les administrateurs des hospices feront entretenir, pour le service des salles militaires, une quantité suffisante de baignoires, selon le nombre des malades.

» Art. 1016. Dans les hospices qui ont habituellement un mouvement de plus de cinquante militaires malades, il doit y avoir, autant que possible, une marmite séparée pour leur service. »

Nous extrayons des tableaux qui accompagnent le même réglement les données suivantes, sur l'approvisionnement de la lingerie ; c'est un extrait d'un *état des principaux effets de coucher et objets accessoires nécessaires à l'ameublement de chaque hôpital militaire, dont 3/5 fiévreux ou blessés et 2/5 galeux ou vénériens, avec addition de 3/20 pour les infirmiers, les rechanges et les réparations.*

		Pour 1 malade.	Pour 50 mal.	Pour 100 mal.
Couchettes garnies de leur planchette.....		1	58	115
Paillasse à une place........................		1	58	115
Sacs à paille...............................		1	10	12
Matelas de laine et crin....................		1	58	115
Traversins de laine et crin................		1	58	115
Sommiers de crin pour officier............		1	5	6
Oreillers de plume pour officier...........		1	5	6
Taies d'oreiller pour officier..............		3	15	18
Enveloppes de	matelas..........	»	12	25
	traversins........	»	12	25
Draps de lits pour.....	fiévreux et blessés	8	368	756
	galeux et vénér..	8	92	184
Couvertures de laine..	à une place......	1	58	115
	de doublement...	1	58	115
Chemises de..........	fiévreux et blessés	5	230	460
	galeux et vénér..	5	59	115
Cravates.................................		2	100	200
Coiffes de nuit de......	fiévreux et blessés	1	250	460
	galeux et vénér..	1	58	115
Bonnets de laine tricotée...............		1	58	115
Capotes en robes de chambre		1	58	115
Pantalons d'étoffe de..	laine pour l'hiver	1	58	115
	toile pour l'été...	1	116	230
Paires de demi-bas de.	laine pour l'hiver	2	116	230
	toile pour l'été...	2	116	230
Pantoufles...............................		1	58	115

EFFETS ACCESSOIRES.

Nappes assorties.........................	»	4	6
Serviettes...............................	»	30	50
Essuie-mains............................	»	30	50
Torchons................................	»	80	120
Crachoirs en toile......................	»	20	24
Sarreaux pour médecin et chir. en chef....	»	8	8

	Pour 1 malade.	Pour 50 mal.	Pour 100 mal.
Tabliers d' { officier de santé en chef.........	»	16	16
élève chirurgien et pharmacien.	»	52	56
infirmiers.........	»	48	80
Vestes d' { été p. infirmiers.	»	10	12
hiver pour idem.	»	10	12
Pantalons d' { été p. infirmiers.	»	10	12
hiver pour idem.	»	10	12

Aux objets ci-dessus, il faut ajouter, pour chaque lit, une cuiller à bouche en fer étamé, une fourchette de même matière, un couteau de table, une assiette, une écuelle, un pot de tisane d'un litre, un pot à boisson de 50 centilitres, un pot à vin de 25 centilitres, un pot de chambre, une planchette mobile en bois.

La disposition d'une grande salle de dissection, pour être conforme aux lois de la salubrité et aux commodités du service, doit satisfaire à des conditions détaillées dans un mémoire important de MM. Darcet et Parent-Duchâtel, auquel nous renvoyons (1).

Certaines parties des asiles d'aliénés demandent un mobilier soumis à des conditions particulières.

Les lits, dans les dortoirs communs, comme dans les cellules, seront toujours isolés sur les quatre faces, de manière qu'on puisse circuler aisément tout autour, et exercer une surveillance facile. Jamais les paralytiques, les maniaques, les suicides, n'auront de rideaux à leurs lits; les fenêtres des salles qu'ils fréquenteront n'en offriront pas non plus.

Dans les divisions des paralytiques, des suicides, des maniaques, les lits ne seront pas en fer comme dans les autres parties de l'établissement, mais en bois et en forme d'auge. Le malade sera maintenu, lorsque son état l'exigera, à la profondeur convenable, à l'aide de sangles et de cordons de camisoles fixés à des mortaises que présenteront les côtés et les extrémités de ces lits.

Ils seront lourds, massifs et fixés par les pieds aux planchers.

---

(1) *Annales d'hygiène et de médecine légale*, 1831, p. 243.

2° PROJET D'HÔPITAL DE SOIXANTE LITS.

Passons à la solution de l'équation dont nous venons de discuter chaque terme en particulier, c'est-à-dire indiquons comment peut être disposé un bâtiment satisfaisant aux conditions posées.

Il s'élèvera sur une base rectangulaire renfermant au milieu une cour carrée. Des galeries entoureront cette cour au rez-de-chaussée et au premier étage. La distribution aura lieu comme suit.

Le bâtiment sera élevé de plusieurs marches ; la porte s'ouvrira en conséquence sur un perron, et donnera entrée dans un vestibule de 8 mètres de long sur 5 mètres 50 centimètres de large ; à gauche, la loge du portier et sa chambre à coucher, séparées par un corridor qui conduira à la chapelle, laquelle aura 16 mètres de long sur 8 de large ; la sacristie ouvrira à côté de l'autel. À côté de cette sacristie, mais sans communication, la salle des morts, ayant une sortie particulière.

L'autre côté du vestibule présentera, après avoir franchi quelques marches, à droite un parloir, à gauche un escalier conduisant au premier étage. Au fond de ce corridor s'ouvrira une salle de militaires de douze lits, avec un cabinet pour l'infirmier ou la personne de service, et des latrines avec vestibule.

Ce premier corps de bâtiment sera isolé de bout à bout des suivants, qui cependant lui seront liés par des passages couverts tenant à la galerie qui entoure la cour.

L'aile du bâtiment à droite renfermera deux loges de fous, une salle pour les femmes enceintes, avec cabinet de sœurs et latrines. Ces deux dépendances seront disposées de manière à être utilisées pour une salle à la suite, qui ne sera habitée que dans des cas extraordinaires, pour des femmes atteintes de maladies contagieuses, ou comme salles de rechange. Cette aile ouvrira d'un côté sur la galerie de la cour, de l'autre dans une galerie qui longera extérieurement cette partie du bâtiment.

L'aile du bâtiment à gauche renfermera une salle pour douze blessés ou vénériens, avec cabinets de sœurs ou d'infirmiers, et avec latrines. A la suite sera une salle de rechange, ou de contagieux, un peu plus petite que la précédente. Comme l'aile de droite, celle-ci prendra jour de chaque côté sur une galerie.

Le dernier corps de bâtiment, isolé de bout à bout des deux latéraux, comme le premier, renfermera au centre un escalier, à

droite duquel seront la cuisine, le réfectoire des sœurs, une dépê-
che et un magasin ; à gauche seront la buanderie, la lingerie et
trois cabinets de bains ; des caves, sous ce corps de logis, seront
destinées au chai à bois, au chai à vin, et serviront de magasin
pour les objets non susceptibles de s'altérer par l'humidité.

Le premier étage renfermera, sur la première façade, et en
arrivant par l'escalier, le logement des sœurs, composé d'une
chambre à coucher, d'un salon, d'un dortoir; de l'autre côté sera
la tribune, puis la chapelle déjà mentionnée, qui s'élèvera jusqu'au
plafond de cet étage ; enfin, donnant sur la galerie et la sacristie, une salle de conférence pour les médecins, précédée
d'un vestibule.

Les corps de logis, à droite et à gauche, isolés comme au rez-
de-chaussée du reste des bâtimens, renfermeront chacun deux
salles, réunies par des cabinets de sœurs ou d'infirmiers et par
des latrines ; 25 lits seront placés dans chaque aile à cet étage.

Enfin, sur le troisième corps de logis, seront, à droite de l'escalier, un séchoir placé au-dessus de la cuisine, dans lequel on
utilisera la chaleur de la fumée, et à gauche deux chambres
d'infirmier.

Cet étage présentera à chaque extrémité deux cours couvertes,
mais ouvertes sur deux côtés, ainsi qu'à l'angle opposé.

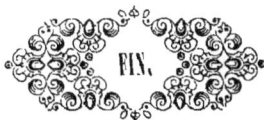

FIN.

NOTE

SUR LE SYSTÈME DE CALORIFÈRES A EAU CHAUDE

DE M. DUVOIR LEBLANC.

Un rapport fait par M. Malepeyre, président du comité des manufactures de l'industrie (1), a publié le résultat des expériences faites le 5 avril 1844 par la commission chargée de la réception des travaux de la maison royale des aliénés de Charenton, commission qui se composait de MM. Gay-Lussac, le baron Séguier, Denoue, Grillon, Régnault, le directeur de l'établissement, et l'architecte qui a dirigé les travaux des nouvelles constructions.

1° Pour les cellules les plus éloignées du centre de chauffage, qui offrent une capacité de 36 à 38 mètres cubes, l'instrument appliqué aux bouches d'écoulement a constaté qu'il s'écoulait un volume d'air de 67 m. cubes 10 par heure ;

2° Pour les cellules les plus rapprochées qui offrent la même capacité, l'expérience et le calcul ont démontré que ce volume d'air écoulé était de 119 m. cubes 63 par heure. De façon que le renouvellement total de l'air de la cellule a lieu par la ventilation en trente-deux minutes dans les premières, et en dix-neuf minutes dans les secondes ;

3° Dans les salles et dortoirs les plus éloignés du centre, dont la capacité intérieure est de 300 mètres cubes, l'anémomètre a indiqué un écoulement d'air de 290 mètres cubes 20 par heure, c'est-à-dire un renouvellement complet de l'air des salles à peu près toutes les heures ;

4° Enfin, dans les salles les plus rapprochées du foyer, qui ont la même capacité, cet écoulement a été de 607 mètres cubes 75 d'air par heure, ou deux renouvellemens par heure de la totalité de l'air de chaque salle.

(1) Paris, Paul Dupont, imprimeur. 1844.

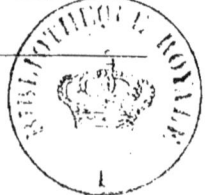